如何制作神奇大脑

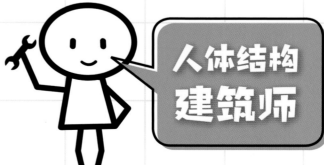

人体结构
建筑师

〔英〕柯斯蒂·霍姆斯 著、绘

冯常娜 译

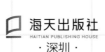

海天出版社
HAITIAN PUBLISHING HOUSE
·深圳·

版权登记号　图字：19-2020-157号

© 2020 Booklife Publishing
This edition is published by arrangement
with Booklife Publishing.

图书在版编目（ＣＩＰ）数据

如何制作神奇大脑 ／（英）柯斯蒂·霍姆斯著、绘 ；
冯常娜译. — 深圳 ：海天出版社，2022.3
（人体结构建筑师）
ISBN 978-7-5507-3291-9

Ⅰ．①如… Ⅱ．①柯… ②冯… Ⅲ．①脑科学－儿童
读物 Ⅳ．①R338.2-49

中国版本图书馆CIP数据核字(2021)第198017号

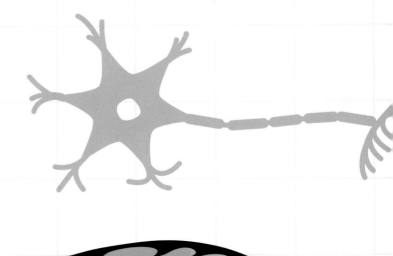

如何制作神奇大脑
RUHE ZHIZUO SHENQI DANAO

出 品 人　聂雄前
责任编辑　杨华妮　陈少扬
责任技编　陈洁霞
责任校对　黄海燕
封面设计　朱玲颖

出版发行　海天出版社
地　　址　深圳市彩田南路海天综合大厦（518033）
网　　址　www.htph.com.cn
订购电话　0755-83460239（邮购、团购）
设计制作　米克凯伦（深圳）文化传媒有限公司
印　　刷　中华商务联合印刷（广东）有限公司
开　　本　889mm×1194mm　1/20
印　　张　1.4
字　　数　30 千
版　　次　2022 年 3 月第 1 版
印　　次　2022 年 3 月第 1 次印刷
定　　价　39.80 元

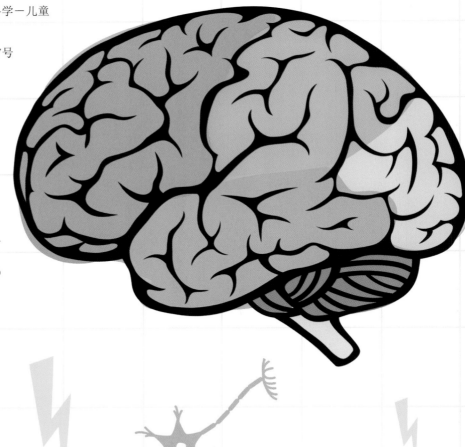

目录

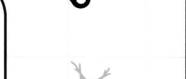

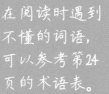

在阅读时遇到不懂的词语，可以参考第24页的术语表。

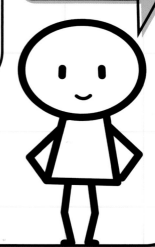

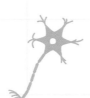

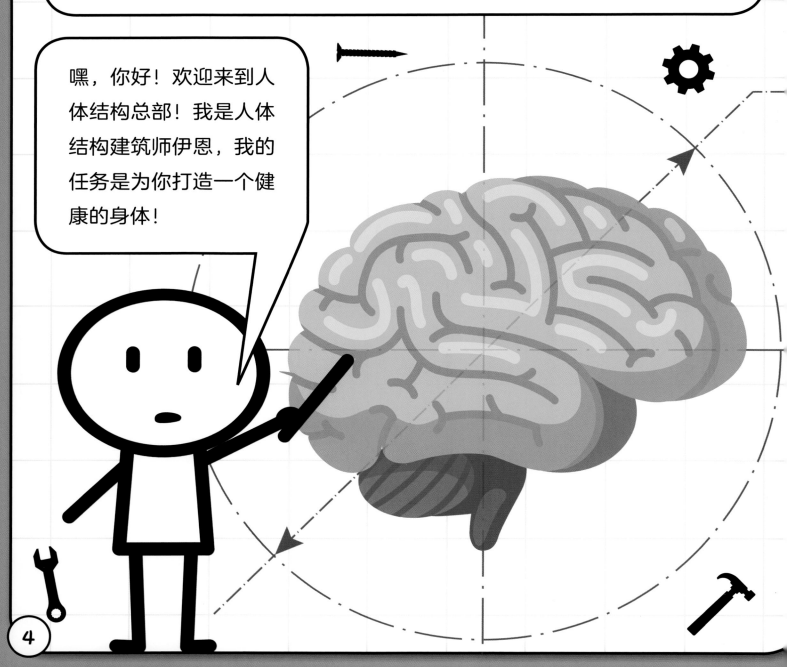

你想制作一个大脑吗？快快翻开这本书吧！注意下面这些符号，它们会帮助你探索！

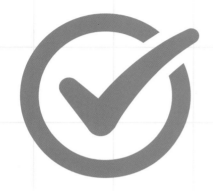

请这么做

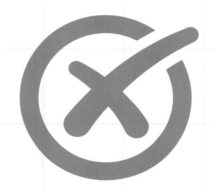

别这么做

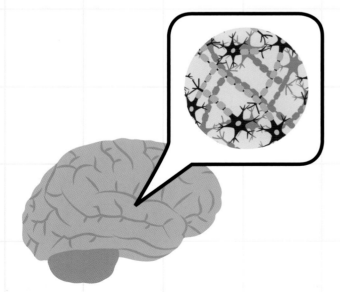

放大细节

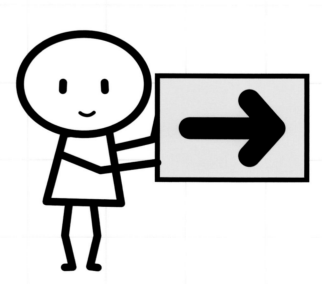

更多信息

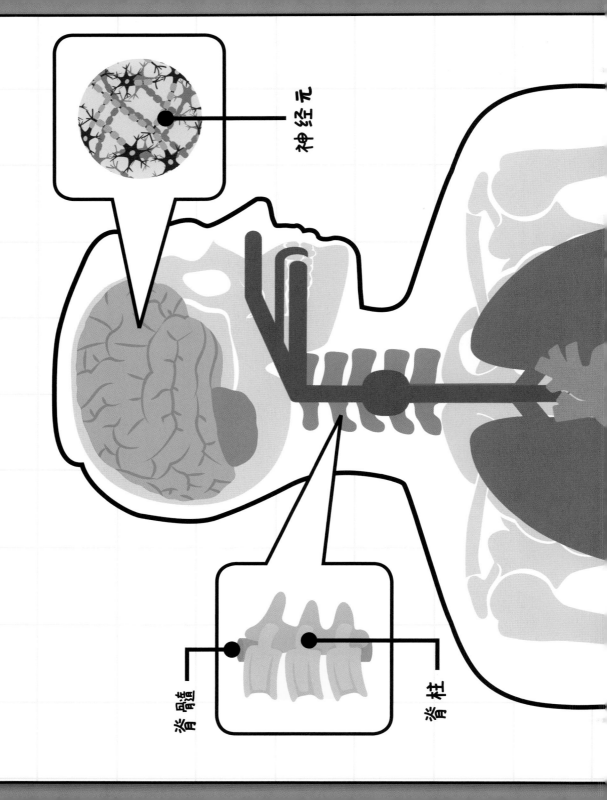

好神奇的人体结构

我们每个人的身体里有许多神奇的器官，它们执行着各自的任务。

神经元

脊髓

脊柱

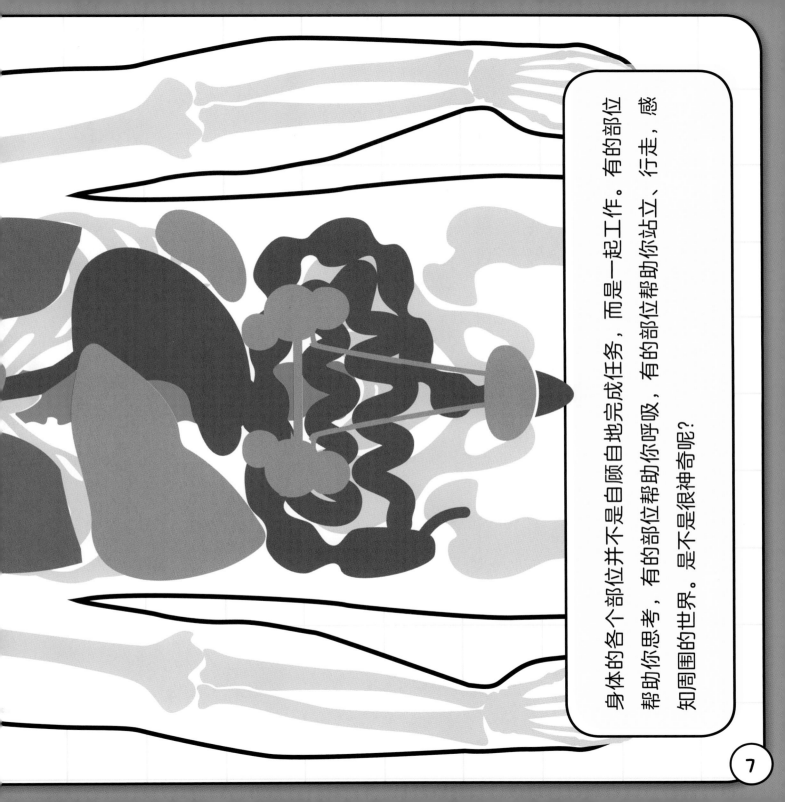

身体的各个部位并不是自顾自地完成任务，而是一起工作。有的部位帮助你思考，有的部位帮助你呼吸，有的部位帮助你站立、行走，感知周围的世界。是不是很神奇呢？

我们为什么需要超级大脑

大脑是一个结构非常复杂的重要器官。它就像是一台长在身体里的超级计算机，在不断地接收信号，然后指挥身体的其他部位和系统产生行动。

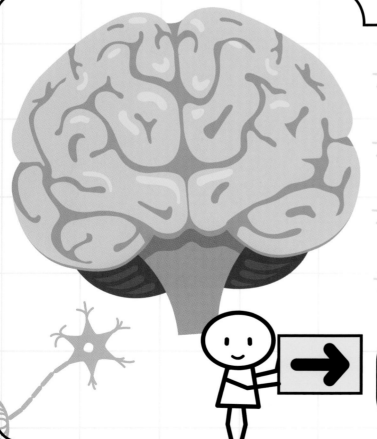

 人体CPU

 接收信号

 做出判断

 发出指令

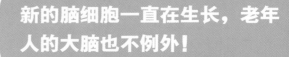

新的脑细胞一直在生长，老年人的大脑也不例外！

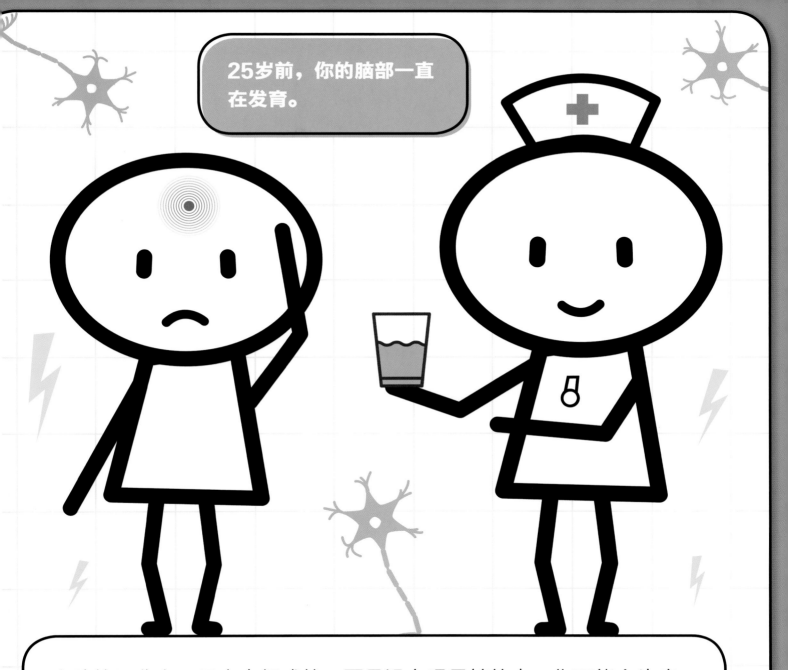

25岁前，你的脑部一直在发育。

人脑的四分之三是由水组成的。要是没有喝足够的水，你可能会头痛，甚至感觉大脑变迟钝。

准备好各个零件

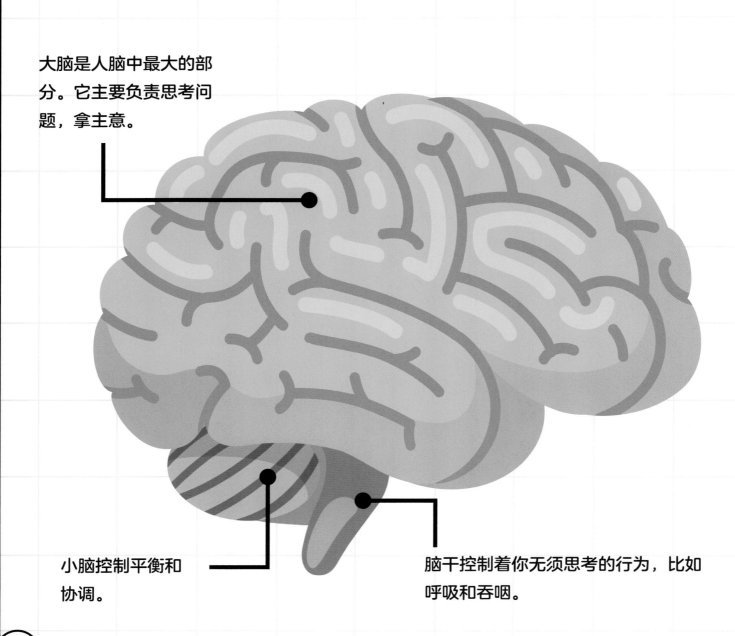

大脑是人脑中最大的部分。它主要负责思考问题，拿主意。

小脑控制平衡和协调。

脑干控制着你无须思考的行为，比如呼吸和吞咽。

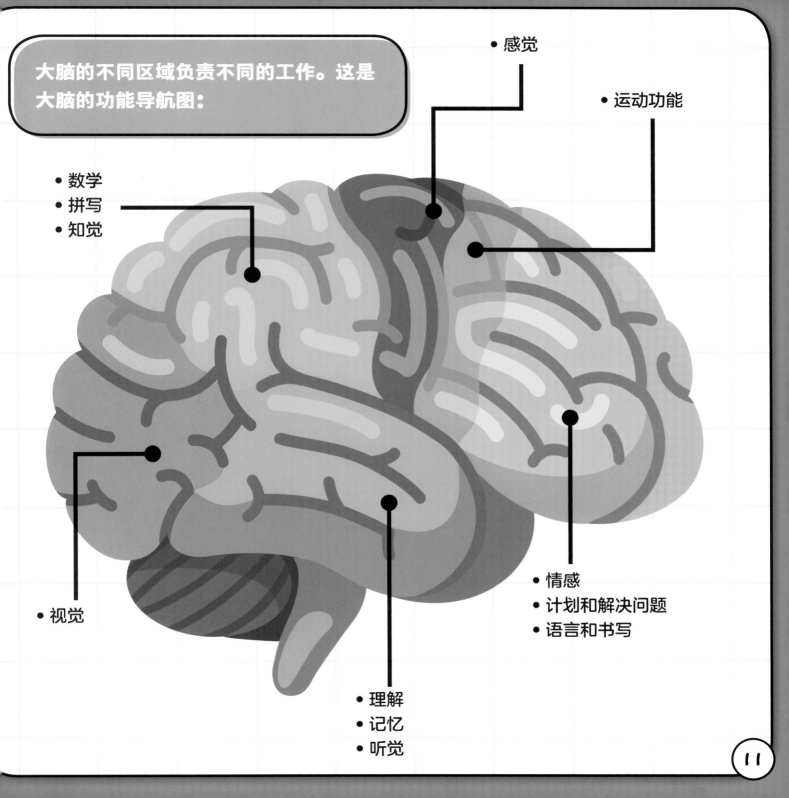

让聪明的大脑转起来

大脑也许是最聪明的器官，但是如果没有身体其他部分的配合，它什么也做不了！为了使大脑正常运转，我们还需要：神经。

神经
神经是传递信息的微小纤维束。

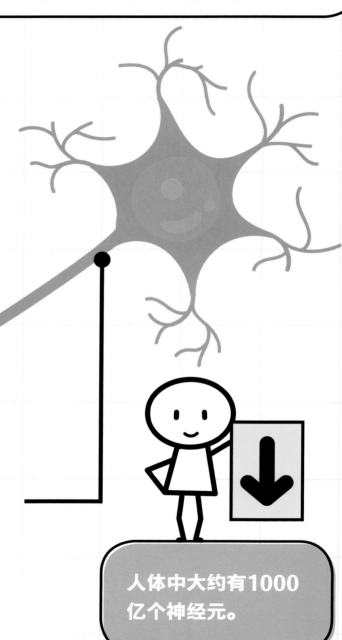

运动神经元将大脑发出的信息传递给肌肉，指导它们该做什么。

人体中大约有1000亿个神经元。

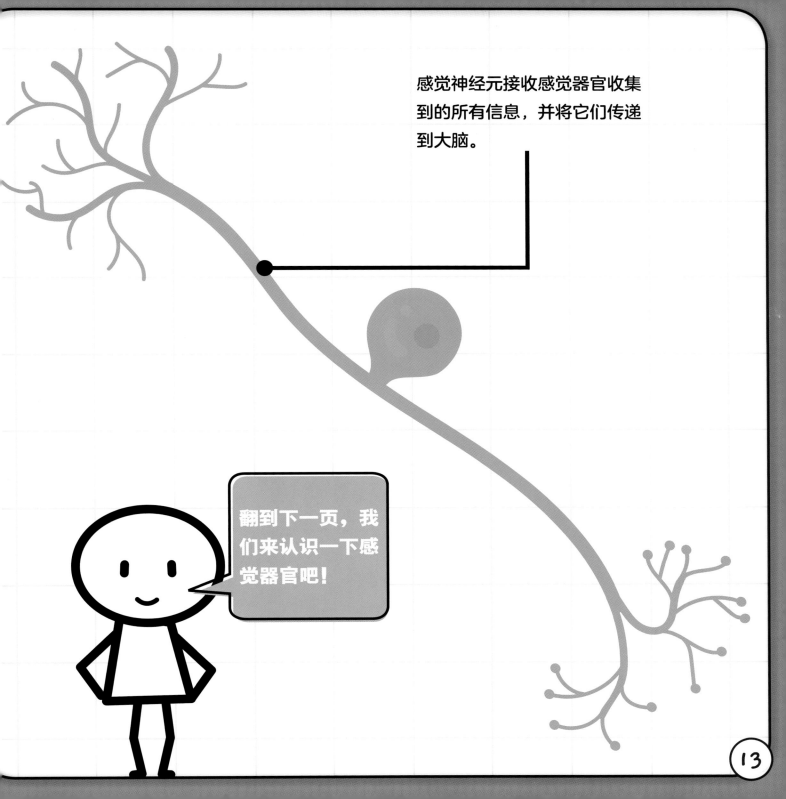

感觉神经元接收感觉器官收集到的所有信息，并将它们传递到大脑。

翻到下一页，我们来认识一下感觉器官吧！

感觉器官

感觉器官是你从外界接收信息的器官。它们分别是：

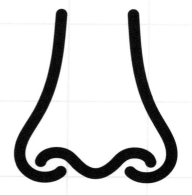

1个 鼻子

嗅觉

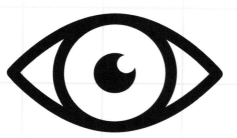

2只 眼睛

视觉

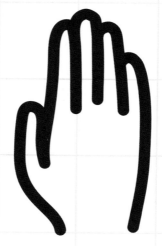

1层 皮肤

触觉和温度觉

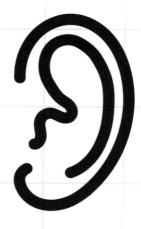

2只 耳朵

听觉

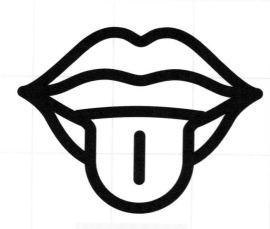

1条 舌头

味觉

1条 脊髓

脊髓是所有感官信息传递到大脑的主要途径。脊髓从后背中间向下延伸，被后背中间的椎骨保护着。

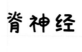

脊神经

椎骨

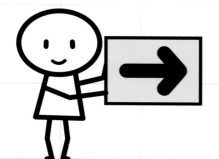

皮肤是人体最大的器官。

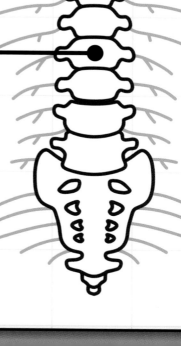

呵护你的大脑： 积极锻炼

体育锻炼不仅有益于身体，更有益于大脑。因为运动能使你的心跳加快，从而向大脑输送更多的氧气，让大脑更高效地工作。

可以试试：

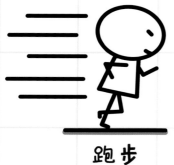

跑步

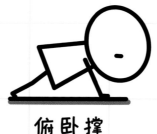

俯卧撑

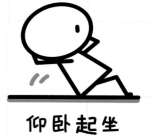

仰卧起坐

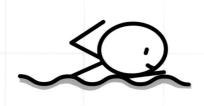

游泳

骑行

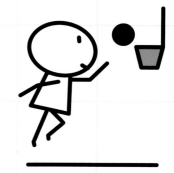

打篮球

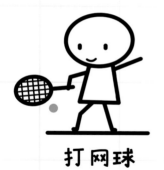

打网球

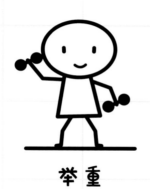

举重

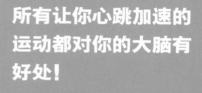

所有让你心跳加速的运动都对你的大脑有好处！

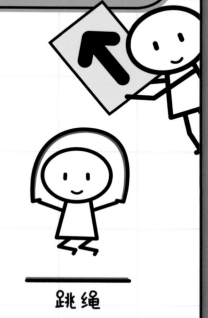

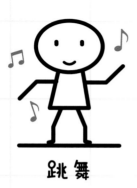

跳舞

跳高

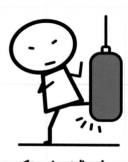

跳绳

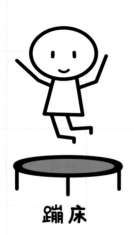

蹦床

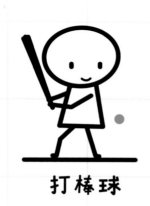

打棒球

自由搏击

呵护你的大脑：健康饮食

记得每天多吃一些有益于大脑健康的食物哟！

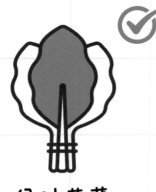

绿叶蔬菜

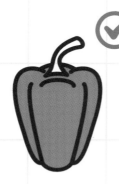

红辣椒

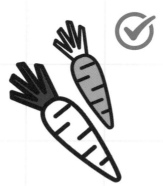

胡萝卜

坚果

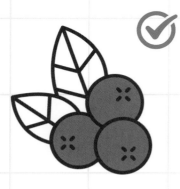

浆果

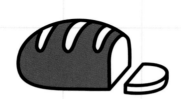

全麦面包

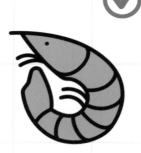

海鲜

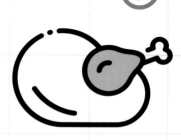

鸡肉和火鸡肉

但是有些食物过量食用对你的大脑有害，所以还是尽量少吃。

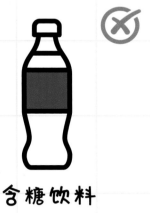

含糖饮料

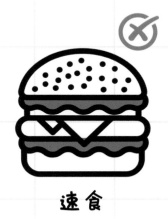

速食

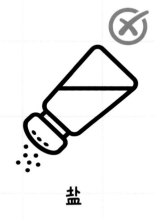

盐

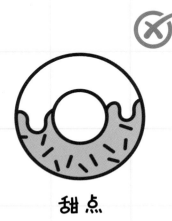

甜点

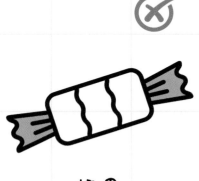

糖果

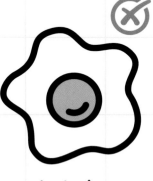

油炸食品

呵护你的大脑：脑力训练

记忆游戏、猜谜游戏和脑筋急转弯都能锻炼大脑，开发你的智力，增强记忆力，提高学习效率。

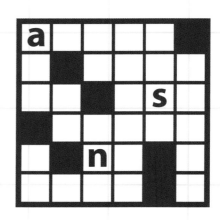

填字游戏

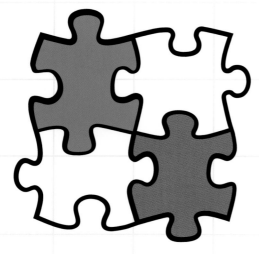

拼图游戏

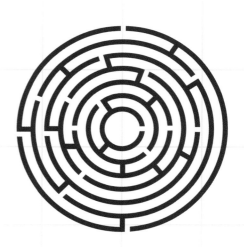

迷宫游戏

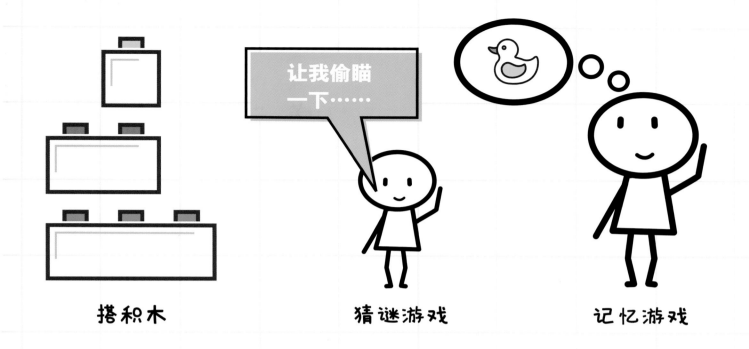

搭积木　　　　　　猜谜游戏　　　　　　记忆游戏

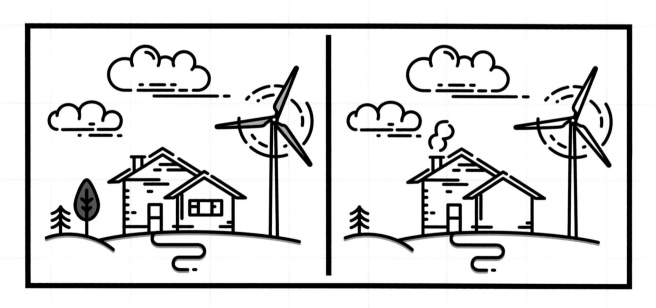

找不同游戏

让大脑更聪明

是时候训练你的大脑了！

疯狂记忆！

用一分钟的时间看看下面图片中的所有物品，然后合上书，测试一下你能记住多少。不许耍赖哦！

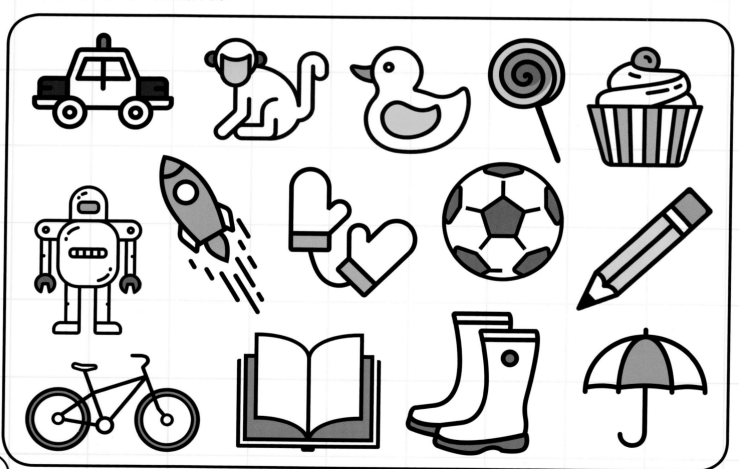

迷宫挑战！

你能用手指走出迷宫，帮助神经向大脑发送信号吗？

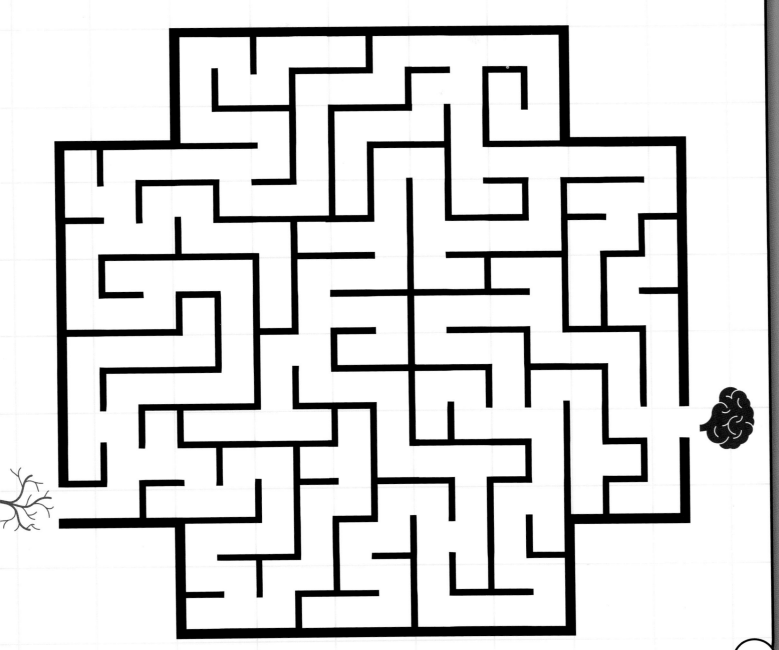

术语表

感觉　　从感觉器官传递到大脑的信息。

肌肉　　附着于骨骼或内脏，具有收缩能力的、柔软的、有弹性的组织。

器官　　生命的组成部分，肩负着特殊而重要的使命，用来维持身体正常运转。

神经元　神经系统最基本的结构和功能单位。

细胞　　构成所有生物体的基本单位。

协调　　身体的肌肉一起工作，配合得当。

系统　　生物体中由不同器官组合而成，能够发挥某种特定生理功能的结构功能单位。

氧气　　生物生存所需要的一种天然气体。

知觉　　用你的感官去理解这个世界。

索引